BEI GRIN MACHT SICH IHR WISSEN BEZAHLT

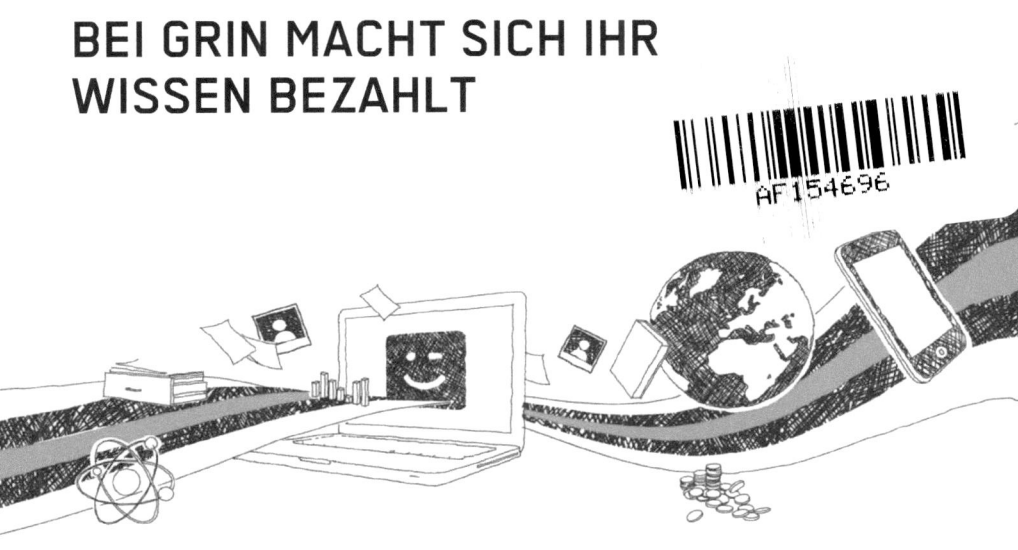

- Wir veröffentlichen Ihre Hausarbeit, Bachelor- und Masterarbeit

- Ihr eigenes eBook und Buch - weltweit in allen wichtigen Shops

- Verdienen Sie an jedem Verkauf

Jetzt bei www.GRIN.com hochladen und kostenlos publizieren

GRIN ☺

Andreas Cott

Das Modell der Salutogenese von Aaron Antonovsky. Stellenwert und Nutzung für die Prävention und Rehabilitation

GRIN Verlag

Bibliografische Information der Deutschen Nationalbibliothek:

Die Deutsche Bibliothek verzeichnet diese Publikation in der Deutschen National-
bibliografie; detaillierte bibliografische Daten sind im Internet über http://dnb.d-
nb.de/ abrufbar.

Dieses Werk sowie alle darin enthaltenen einzelnen Beiträge und Abbildungen
sind urheberrechtlich geschützt. Jede Verwertung, die nicht ausdrücklich vom
Urheberrechtsschutz zugelassen ist, bedarf der vorherigen Zustimmung des Verla-
ges. Das gilt insbesondere für Vervielfältigungen, Bearbeitungen, Übersetzungen,
Mikroverfilmungen, Auswertungen durch Datenbanken und für die Einspeicherung
und Verarbeitung in elektronische Systeme. Alle Rechte, auch die des auszugsweisen
Nachdrucks, der fotomechanischen Wiedergabe (einschließlich Mikrokopie) sowie
der Auswertung durch Datenbanken oder ähnliche Einrichtungen, vorbehalten.

Impressum:

Copyright © 2014 GRIN Verlag GmbH
Druck und Bindung: Books on Demand GmbH, Norderstedt Germany
ISBN: 978-3-656-62716-6

Dieses Buch bei GRIN:

http://www.grin.com/de/e-book/271040/das-modell-der-salutogenese-von-aaron-
antonovsky-stellenwert-und-nutzung

GRIN - Your knowledge has value

Der GRIN Verlag publiziert seit 1998 wissenschaftliche Arbeiten von Studenten, Hochschullehrern und anderen Akademikern als eBook und gedrucktes Buch. Die Verlagswebsite www.grin.com ist die ideale Plattform zur Veröffentlichung von Hausarbeiten, Abschlussarbeiten, wissenschaftlichen Aufsätzen, Dissertationen und Fachbüchern.

Besuchen Sie uns im Internet:

http://www.grin.com/

http://www.facebook.com/grincom

http://www.twitter.com/grin_com

Gliederung

Abbildungsverzeichnis..3

Abkürzungsverzeichnis...4

1 Einleitung..5

2 Entstehungshintergrund...6

   2.1 Grundlegendes zum System der Gesundheitsversorgung...........................6

   2.2 Was ist Gesundheit ?...7

   2.3 Der Vater der Salutogenese...7

3 Grundlagen und Hauptkomponenten des Konzeptes der Salutogenese

  8

   3.1 Salutogenetische Fragestellung...8

   3.2 Das salutogenetische Modell..10

   3.3 Gesundheits-Krankheits-Kontinuum...11

      3.3.1 Stressoren und Spannungszustand...12

      3.3.2 Widerstandsressourcen..14

   3.4 Kohärenzgefühl...15

      3.4.1 Verstehbarkeit...17

      3.4.2 Handhabbarkeit..17

      3.4.3 Bedeutsamkeit/Sinnhaftigkeit..17

   3.5 Überblick über das salutogenetische Gesamtmodell.............................18

4 Bewertung des salutogenetischen Modells...19

   4.1 Stärken des Modells...20

   4.2 Schwächen des Modells...21

5 Prävention und Rehabilitation..22

   5.1 Definition Prävention..22

   5.2 Definition Rehabilitation...23

   5.3 Stellenwert des salutogenetischen Modells für die Prävention und

      Rehabilitation..24

6 Fazit...26

Quellenverzeichnis...28

Cott Andreas

Abbildungsverzeichnis

Abbildung 1: Darstellung des Gesundheits-Krankheits-Kontinuum
(Eigene Darstellung)..11

Abbildung 2: Waage Modell des Gesundheitszustandes nach
Antonovsky (Eigene Darstellung)..12

Abbildund 3: Teildarstellung einzelner Elemente des salutogenetischen
Konzeptes angelehnt an eine Darstellung von Becker 1982 aus
Waller S. 25 (Eigene Darstellung)...13

Abbildung 4: Übersicht: Generalisierte Widerstandsressourcen nach Franke
-Quelle: Franke A. 2006: 173..14

Abbildung 5: Vereinfachte Darstellung einzelner Elemente des Salutogenese-
Konzeptes angeleht an eine Darstellung von Becker 1982 aus
Waller S. 25 (Eigene Darstellung)...15

Abbildung 6: Darstellung der Wechselwirkungen zwischen Widerstands-
Ressourcen und Kohärenzgefühl (Eigene Darstellung)................17

Abbildung 7: vereinfachte Zusammenhangsdarstellung des salutogenetischen
Modells von Antonovsky angelehnt an eine Darstellung von
Becker 1982 aus Waller S. 25 (Eigene Darstellung).....................18

Abbildung 8: Übersicht: Grundlegende Annahmen des pathogenetischen
und salutogenetischen Modells
–Quelle: BZgA, Band 6, 2001: 35...20

Abkürzungsverzeichnis

Abb.	Abbildung
BZgA	Bundeszentrale für gesundheitliche Aufklärung
bzw.	beziehungsweise
et al.	(lat.) und andere
etc.	(lat.) Et cetera = und so weiter
GRR	Generalized Resistence Resources / Generalisierte Widerstandsressourcen
gr.	griechisch
lat.	lateinisch
o.Jg.	ohne Jahrgang
SGB IX	9. Sozialgesetzbuch
SOC	sence of coherence / Kohärenzgefühl
WHO	World Health Organization / Weltgesundheitsorganisation
vgl.	vergleiche

1. Einleitung

„Wie ungerecht, daß man Tausende von Krankheiten haben kann, aber nicht einmal zwei Gesundheiten." **(Peter Hohl 2001: 56)**

Gesundheit und Krankheit, zwei Worte welche die Menschen aller Schichten und in allen Zeiten beschäftigen. Ein unersättliches Thema, zu welchem es tausende Meinungen gab, gibt und geben wird. Jeder Mensch ist sein eigener Experte und eine ultima ratio wird es wahrscheinlich nie geben.

Lange Zeit ist dies das Thema der Medizin, welche im wesentlichen als Krankheitswissenschaft fungiert und ihren Fokus auf das Vermeiden von Krankheit und auf die Kuration dieser legt. Gesundheitsversorgung stellt unter pathogenetischer Betrachtungsweise Beschwerden und Symptome des Patienten (nicht des Menschen), sowie deren Behandlung in den Mittelpunkt ihres Handelns. In den letzten drei Jahrzehnten werden jedoch die Grenzen der kurativen Medizin erkennbar, die Vernachlässigung der Individualität des Menschen beklagt und es kommt zu einer gesellschaftlichen und wissenschaftlichen Neuorientierung.

Die bisherige pathogen orientierte Frage nach den Ursachen einer Krankheit, wird vom Soziologen Aaron Antonovsky umgekehrt und er fragt nach der Entstehung von Gesundheit. Anhand dieser Fragestellung entwickelt Antonovsky das Konzept der Salutogenese, welches er in seinen beiden Hauptwerken von 1979 und 1987 vorstellt.

Das deutsche Gesundheitssystem, setzt sich aus drei aufeinander aufbauenden Elementen zusammen, der Prävention, der Kuration und der Rehabilitation. Diese bauen aufeinander auf und bedingen sich gegenseitig. Gerade in den Bereichen Prävention und Rehabilitation, scheinen die Möglichkeiten eines Einflusses durch das salutogenetische Modell am größten.

Diese Hausarbeit wird im Rahmen des Diplomstudiums „Pflegemanagement" im Fach Gesundheitswissenschaften erarbeitet. Sie dient der wissenschaftlichen

Cott Andreas

Auseinandersetzung mit dem Salutogenetischen Konzeptes und seinen möglichen Stellenwert für die Prävention und Rehabilitation.

Hierzu wird im ersten Teil eine kurzer Überblick über das System der Gesundheitsversorgung, der Frage, was ist Gesundheit und dem Entstehungshintergrund des salutogenetischen Modells gegeben. Im zweiten Teil wird das Konzept der Salutogenese von Antonovsky anhand seiner Hauptkomponenten zusammenfassend dargestellt. Anschließend erfolgt die Darlegung der Stärken und Schwächen des Modells. Im Fokus der Betrachtung steht im dritten Teil die Prävention und Rehabilitation. Hier wird über die Definition hinaus der Stellenwert und die mögliche Nutzung des salutogenetischen Konzeptes in der Prävention und Rehabilitation näher angesprochen. Ein Fazit mit eigenen Schlussfolgerungen schließt die Hausarbeit ab.

2 Entstehungshintergrund
2.1 Grundlegendes zum System der Gesundheitsversorgung

„Das Gesundheitswesen zu verstehen ist alles andere als einfach, vor allem angesichts der sich rapide fortentwickelnden medizinischen Fachdisziplinen, des komplexen Zusammenspiels der Institutionen, der intensiven staatlichen Regulierung sowie einer Vielzahl hochengagierter Interessengruppen." (Porter M., Guth C. 2012: 7)

Krankheitsverständnis und Therapie sind in der gegenwärtigen Medizin bestimmt, durch eine pathogenetische Betrachtungsweise. Dies trifft auch auf das deutsche System der Gesundheitsversorgung bzw. Krankenbehandlung zu, in welcher die Beschwerden, Symptome und Diagnosen des Patienten im Mittelpunkt stehen. Trotz detailliert entwickelter Ursachenforschung und daraus resultierenden Fortschritten in Diagnostik und Therapie, wird in den letzten Jahren zunehmend Kritik an der Apparatemedizin und der primären Orientierung an Symptomen laut. Beklagt wird auch die Vernachlässigung einer ganzheitlichen Anschauung. Weiterhin ist das Gespenst der Kostenexplosion allgegenwärtig. Aus diesen Gründen, wird eine andere Form der Medizin gefordert,

„...die sich nicht nur an der Krankheit und Behinderung orientiert und mit hohem technischem Aufwand diagnostiziert; die Medizin soll dem Gespräch zwischen Arzt und Patienten einen hohen Stellenwert geben und

6

auch die gesunden Anteile des Patienten wahrnehmen und fördern."
(Bengel J. et al. 2001: 14).

2.2 Was ist eigentlich Gesundheit?

Die etymologischen Wurzeln für unser Wort gesund finden sich im germanischen
[ga]sunda, was unter Einbezug lateinischer (sonare = sanieren und sogar sanctus =
heilig) und griechischer (holos = ganz, heil) Wortverwandtschaften so viel wie
stark, kräftig, heil, ganz bedeutet (vgl. Schaefer G. 1998: 31).

Die Weltgesundheitsorganisation (WHO) definiert Gesundheit als Zustand des
vollständigen körperlichen, seelischen und sozialen Wohlbefindens und nicht nur
durch das Fehlen von Krankheit und Schwäche (vgl. WHO 1948). Der
Gesundheitsbegriff wird zwar am Wohlbefinden festgemacht, jedoch ist auch
diese Definition statisch. Wer kann von sich behaupten, im Zustand vollständigen
körperlichen, seelischen und sozialen Wohlbefindens zu sein? Es liegt nahe sich
hier vielmehr auf das dynamische Moment von Gesundheit zu konzentrieren und
so sei „...Gesundheit als fortlaufender dynamischer Prozess begriffen." (Mertens
G. 2008: 36), ein ewiger Prozess zur Herstellung des Gleichgewichts zwischen
Individuum und Umwelt (vgl. Höfer R. 2000: 74).

Aaron Antonovsky definiert im Konzept der Salutogenese Gesundheit nicht neu
da er der Meinung ist, das eine Definition durch Festlegung von Normen, nicht
den realen Gegebenheiten entsprechen (vgl. Bengel J. et al. 2001: 28). Durch die
Ausführungen in seinem salutogenetischen Modell legt er seine
medizinsoziologischen Ansichten in einem äußerst komplexen Konzept vor.

2.3 Der Vater der Salutogenese

Aaron Antonovsky wird 1923 in Brooklyn (USA) geboren und studiert an der
Yale University Soziologie. Nach seiner Auswanderung tritt er am medizinischen
Zentrum der hebräischen Hadassah-Universität eine Stelle im Institut für
angewandte Sozialforschung an (vgl. Franke A. 2012: 170).

Dort beschäftigt er sich mit Themen der Medizinsoziologie und hier speziell mit dem Zusammenhang zwischen Stressforschung, Gesundheit und Krankheit. Er

vertritt die Auffassung, dass Stressoren nicht grundsätzlich krank machen, sondern seinen Erkenntnissen nach, eine psychophysische Anspannung hervorrufen. Aus diesem Grund rückt die psychologische Komponente individueller Stressverarbeitung bei unterschiedlichen Dispositionen in den Vordergrund (vgl. Lorenz R 2004: 122).

In den Folgejahren zwischen 1960-1970 führt Antonovsky ein Forschungsprojekt durch, bei welchem er das Verhalten von Frauen in der Menopause und ihr Anpassung an diesen Lebensabschnitt untersuchte. Die untersuchten Frauen sind in Zentraleuropa geboren und erleben teilweise die Qualen der Konzentrationslager im Dritten Reich. Wie erwartet ist die Gruppe, der ehemalig Inhaftierten, signifikant stärker belastet als die anderen Frauen. Eine nicht unerhebliche Minderheit der Frauen (29%) haben sich trotz des erlebten Horrors relativ stabil auf die neue Lebensphase einstellen können.

Aufgrund dieses Ergebnisses stellt sich Antonovsky die Frage wie es diese Frauen geschafft haben, trotz extremster Belastungen, gesund zu bleiben. Von diesem Zeitpunkt an beschäftigte sich Antonovskys Team mit der Frage der Salutogenese. In der Folgezeit veröffentlicht er viele theoretische und empirische Arbeiten zum Konzept der Salutogenese (vgl. Bengel J. 2001: 25).

3. Grundlagen und Hauptelemente des Konzeptes der Salutogenese
3.1 Salutogenetische Fragestellung

„Warum bleiben Menschen gesund – trotz vieler potentiell gesundheits-gefährdender Einflüsse – gesund? Wie schaffen sie es, sich von Krankheiten wieder zu erholen? Was ist das besondere an Menschen, die trotz extremster Belastungen nicht krank werden?" (Bengel J. et al. 2001: 24)

Cott Andreas

Ausgangspunkt für Antonovskys theoretische und empirische Arbeit, ist diese zentrale Frage. Antonovsky will mit dieser speziellen Fragestellung den Gegensatz zur bisher dominierenden Pathogenese des biomedizinischen Ansatzes und des derzeitigen Krankheitsmodells hervorheben. Salutogenese soll für Antonovsky nicht nur die Kehrseite einer pathogenetisch orientierten Sichtweise

bedeuten. Salutogenese meint, alle Menschen als mehr oder weniger gesund und gleichzeitig mehr oder weniger krank zu betrachten. Nach Antonovsky lautet die Frage: Wie wird ein Mensch mehr gesund und weniger krank? (vgl. Antonovsky A. 1997: 92).

Die bis dahin vorherrschende dichotome Denk- und Handlungsprämisse der Medizin, vergleicht Antonovsky mit einer sich aus der salutogenetischen Perspektive ergebenden Metapher:

> „Die pathogenetische Herangehensweise möchte Menschen mit hohem Aufwand aus einem reißendem Fluss retten, ohne sich darüber Gedanken zu machen, wie sie da hinein geraten sind und warum sie nicht besser schwimmen können." (Bengel J. et al. 2001: 24).

Zum besseren Verständnis der Salutogenese benutzt Antonovsky eine andere Metapher:

> „...meine fundamentale philosophische Annahme ist, daß der Fluß der Strom des Lebens ist. Niemand geht sicher am Ufer entlang. Darüber hinaus ist für mich klar, daß ein Großteil des Flusses sowohl im wörtlichen wie auch im übertragenen Sinn verschmutzt ist. Es gibt Gabelungen im Fluß die zu leichten Strömungen oder in gefährliche Stromschnellen und Strudel führen." (Antonovsky A. 1997: 92).

Daraus ergibt sich folgende Frage für Antonovsky:

> „Wie wird man, wo immer man sich im dem Fluß befindet, dessen Natur von historischen, soziokulturellen und physikalischen Umwelt-bedingungen bestimmt wird, ein guter Schwimmer?" (Antonovsky A. 1997: 92).

9

Eine zentrale Rolle spielen dabei Persönlichkeitseigenschaften, welche sich im Kohärenzgefühl wiederspiegeln. Dieses bestimmt nicht ausschließlich, jedoch zu einem wesentlichen Teil, wie gut wir schwimmen. Dadurch kommen Menschen mit den Gegebenheiten des Flusses unterschiedlich gut oder schlecht zurecht. Die Verknüpfung der schwimmenden Menschen und der verschiedenen Eigenschaften

des Flusses ergibt das psychologische Modell Antonovskys zur Erklärung von Gesundheit (vgl. Bengel J. et al. 2001: 25).

3.2 Das salutogenetische Modell

In seinem salutogenetischen Modell, setzt Antonovsky eine Reihe von Konstrukten mit der Entstehung und dem Erhalt von Gesundheit in Zusammenhang. Der Begriff Salutogenese ist ein von Antonovsky gebildeter Neologismus, bestehend aus den Wörtern salus (lat.) = Gesundheit, Heil, Glück und genesis (gr.) = Entstehung und bedeutet demnach wörtlich Gesundheitsentstehung. Im Gegensatz zur Pathogenese, welche nach den Bedingungen von Krankheit fragt, geht es bei der Salutogenese um die Bedingungen von Gesundheit und deren Förderung.

Von Antonovsky werden beide Ansätze als komplementär und somit Gesundheit nicht als statischer Zustand, sondern als dynamischer Prozess verstanden. Dies steht im Gegensatz zum pathologischen Postulat, das man sich als Gesunder in einem Normzustand, also der geordneten Homöostase befindet, welche durch das auftreten einer Krankheit aus dem Gleichgewicht gebracht wird (vgl. Lamprecht F., Sack M. 1997: 24).

Nach Antonovsky rührt die salutogenetische Orientierung aus dem fundamentalen Postulat, dass Heterostase, Altern und fortschreitende Entropie, die Kerncharakteristika aller lebenden Organismen sind (vgl. Antonovsky A. 1997: 29).

Mit dem Begriff Entropie, welcher aus der Thermodynamik stammt, ist die Tendenz aller Elementarteilchen gemeint, sich auf einen Zustand immer größerer

Unordnung zuzubewegen und ist in diesem Zusammenhang Ausdruck für die immer präsente Tendenz menschlicher Organismen, organisierte Strukturen zu verlieren, sie aber auch wieder aufbauen zu können. Negative Entropie bedeutet die Fähigkeit eines Systems, sich entgegen der Entropie zu organisieren (vgl. Bengel et al. 2001: 25).

Dies bedeutet übertragen auf die Gesundheit eines Individuums, dass der Verlust von Gesundheit ein natürlicher und allgegenwärtiger Vorgang ist. Daher muss Gesundheit fortwährend aufgebaut werden, woraus ebenfalls deutlich wird, dass unter der Argumentation einer permanenten Entropie, Gesundheit nie zu einhundert Prozent erreicht werden kann.

3.3 Gesundheits-Krankheits-Kontinuum

Aus den bisherigen Ausführungen, wird deutlich, dass das von Antonovsky entwickelte salutogenetische Konzept auf der Annahme basiert, dass es keinen absoluten Zustand von gesund oder krank gibt. Dieser Dichotomie entgegen, setzt Antonovsky, seine Vorstellungen von einem Kontinuum mit zwei Polen.

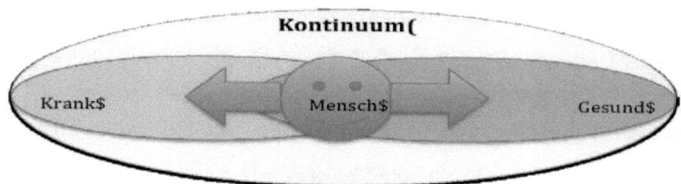

Abb.1 Darstellung des Gesundheits-Krankheits-Kontinuum (Eigene Darstellung)

Zur Erklärung befindet sich auf dem einen Pol Gesundheit – health ease und auf dem anderen Krankheit – health dis-ease. In diesem Kontinuum von health ease / health dis-ease bewegt sich der Mensch ohne jedoch absolut einen Pol zu erreichen. Die Beschreibung des durch Antonovsky beschriebenen Kontinuums findet sich umgangssprachlich in Formulierungen wieder, wie „es geht mir heute recht gut", „ich fühle mich besser" oder „mir ist heute ein wenig unwohl". Die Betreffenden bewegen sich also im Kontinuum auf den einen oder anderen Pol zu.

Menschen können nie als vollkommen gesund erachtet werden, „...ebenso sind wir alle, solange noch ein Hauch von Leben in uns ist, in einem gewissen Ausmaß gesund." (Antonovsky A. 1997: 23). Aufgrund dieser Sichtweise, lässt sich konsequenterweise in den Werken von Antonovsky nirgends eine eigenformulierte Gesundheits- oder Krankheitsdefinition finden (vgl. Franke A. 2006: 182). Sie stellt ebenso die vorherrschende Dichotomie in Frage, da demzufolge Gesundheit und Krankheit untrennbar miteinander verbunden sind.

> „Sie führt uns dazu, die dichotome Klassifizierung von Menschen als gesund oder krank zu verwerfen, und diese stattdessen auf einem multidimensionalen Gesundheits-Krankheits-Kontinuum zu lokalisieren" (Antonovsky A. 1997:29).

Es stellt sich die Frage zu, warum Menschen trotz Belastungen und gesundheits-gefährdender Einflüsse gesund bleiben oder andererseits krank werden und wo innerhalb des Gesundheits-Krankheits-Kontinuum der Mensch anzusiedeln ist.

> „Die Frage, wo ein auf diesem Kontinuum eine Person anzusiedeln ist, stellt sich als Ergebnis eines interaktiven Prozesses zwischen belastenden Faktoren (Stressoren) und schützenden Faktoren (Widerstandsressourcen) im Kontext der Lebenserfahrung einer Person heraus" (Waller 2010: 22)

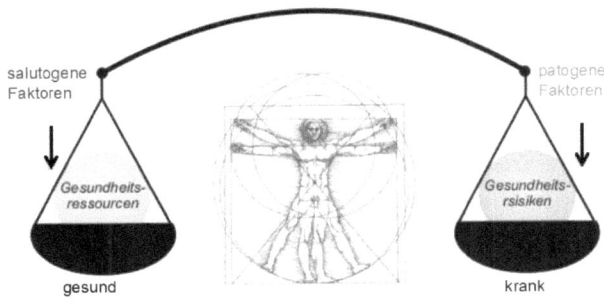

Gesundheits - Krankheits - Kontinuum

Abb. 2 Waage-Modell des Gesundheitszustandes nach Antonovsky

Cott Andreas

(Eigene Darstellung)

3.3.1 Stressoren und Spannungszustand

Prinzip der Salutogenese ist, dass Stressoren physiologische Spannungszustände erzeugen, welche den Organismus in seinem Gleichgewicht stören. Diese Spannungszustände basieren auf der Unwissenheit des Individuums, wie es auf die Stressoren reagieren soll (vgl. Bengel et al. 2001: 32).

Ob dieser Zustand in der Folge Stress erzeugt oder sich gesundheitsfördernd auswirkt, hängt von der Art der Bewältigung des Spannungszustandes ab. Ist das Spannungsmanagement erfolgreich, so wird eine gesundheitsfördernde Wirkung eintreten, misslingt die Spannungsbewältigung, entsteht Stress, welcher zu einer Verschiebung im Kontinuum in Richtung Krankheitspol beitragen kann. (siehe hierzu Abb. 3)

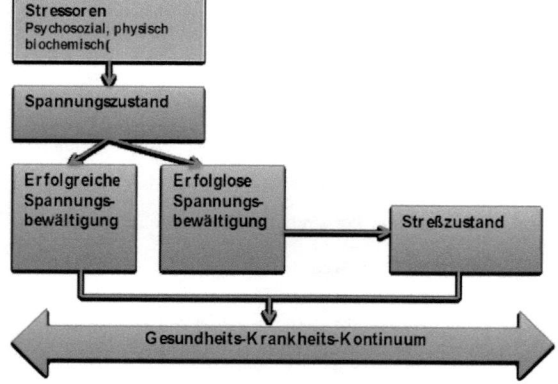

Abb. 3 Teildarstellung einzelner Elemente des salutogenetischen Konzeptes
 Angelehnt an eine Darstellung(von Becker 1982 aus Waller S. 25 (Eigene Darstellung)

Antonovsky unterscheidet zwischen drei Gruppen von Stressoren:
- physische Stressoren (Gewaltakte, Hungersnot, körperliche Belastung durch Arbeit etc.)
- biochemische Stressoren (Gifte, Krankheitserreger etc.)

13

- psychosoziale Stressoren (Ausgrenzung aus sozialen Gruppen, der Tod eines Angehörigen etc.) (vgl. Bengel J. et al. 2001: 33).

Die physischen und biochemischen Stressoren wirken sich allein oder kombiniert meist direkt auf den Gesundheitszustand aus. Da die Gefährdung durch diese Gruppen in den Industrienationen abgenommen haben, rückt mittel- bis langfristig die Bedeutung der psychosozialen Stressoren in den Vordergrund. Das Auftreten von Stressoren und die darauf folgende Spannungsbewältigung ist keine seltene Ausnahmeerscheinung, sondern stellt die Regel dar. Antonovsky meint dazu

treffend: „Stressoren werden nicht als etwas Unanständiges angesehen, das fortwährend reduziert werden muß, sondern als allgegenwärtig." (Antonovsky A. 1997: 30).

3.3.2 Widerstandsressourcen

Im Laufe ihres Lebens sind Menschen einer Vielzahl von Belastungen (Stressoren, Risikokonstellationen) ausgesetzt. Die Widerstandsressourcen entscheiden darüber, ob sich diese Belastungen in einer Beeinträchtigung des Wohlbefindens niederschlagen (vgl. Hurrelmann K. 1988: 133). Im Zuge seiner Forschung, bestimmt Antonovsky Einflussfaktoren, die eine erfolgreiche Spannungsbewältigung ermöglichen. Die Faktoren, welche mit dem Gesundheitszustand korrelieren und darüber entscheiden können, ob eine Bewegung hin zum Gesundheitspol gelingt, bezeichnet Antonovsky als generalisierte Widerstandsressourcen (Generalized Resistence Resources, GRR´s). Generalisiert bedeutet, dass sie in Situationen jeder Art wirksam werden (vgl. Bengel J. et al. 2001: 34).

Widerstandsressourcen	Beispiele
Gesellschaftliche Widerstandsressourcen	Politische und ökonomische Stabilität, Frieden, intakte Sozialstrukturen, funktionierende gesellschaftliche Netze

Individuelle Widerstandsressourcen	
- kognitive Ressourcen	Wissen, Intelligenz und Problemlösungsfähigkeit
- psychische Ressourcen	Selbstvertrauen, Ich-Identität, Selbstsicherheit, Optimismus
- physiologische Ressourcen	Konstitution, anlagebedingte oder erworbene körperliche Stärken und Fähigkeiten
- Ökonomische und materielle Ressourcen	Geld, finanzielle Unabhängigkeit und Sicherheit, Zugang zu Dienstleistungen, sicherer Arbeitsplatz

Abb. 4 Generalisierte Widerstandsressourcen nach Franke. – Quelle: Franke A. 2006: 173

Die wesentlichen Widerstandsressourcen finden sich in der Gesellschaft und vor allem im Individuum selbst wieder. Die generalisierten Widerstandsressourcen bedingen den konstruktiven Umgang des Menschen mit dauerhafter Konfrontation, durch Stressoren oder deren Vermeidung (vgl. Franke A. 2006: 174).

Generalisierte Widerstandsressourcen erfüllen demzufolge drei Aufgaben. Sie dienen als Potential zur Bewältigung von Spannungszuständen, sie prägen unsere Lebenserfahrung und ermöglichen uns weitere bedeutsame und kohärente Lebenserfahrungen zu machen, welche wiederum das Kohärenzgefühl formen und somit der Entropie entgegen wirken (vgl. Bengel J. et al. 2001:34).

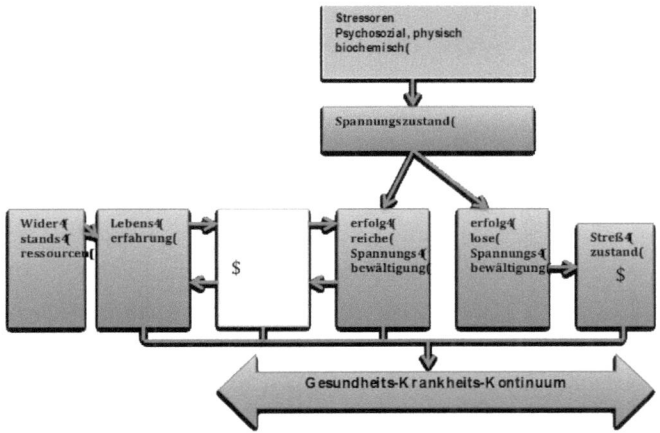

Abb. 5 Vereinfachte Darstellung einzelner Elemente des Salutogenesekonzeptes
        Angelehnt an eine Darstellung von Becker 1982 aus Waller S. 25
        (Eigene Darstellung)

3.4 Kohärenzgefühl

Mit dem Kohärenzgefühl, bringt Antonovsky einen weiteren Faktor als wesentliches Element und zugleich zentrale Widerstandsressource in sein salutogenetisches Konzept ein. Er ist davon überzeugt, dass das Köhärenzgefühl (sense of coherennce, SOC) eine Hauptdeterminante dafür ist, „....welche Position

man auf dem Gesundheits-Krankheits-Kontinuum erhält, ..." (Antonovsky A. 1997: 33).

Durch das Kohärenzgefühl, wird bestimmt, in welchem Maße es den Menschen befähigt, auf einen Stressor eine geeignete Strategie der Bewältigung zu entwickeln und sie dem Stressor entgegenzusetzen. Ist das Kohärenzgefühl stark ausgeprägt, wird er flexibel auf Anforderungen reagieren, indem er angemessene Ressourcen aktivieren kann. Bei einem schwach ausgeprägtem Kohärenzgefühl fehlen geeignete Ressourcen oder es stehen weniger zur Bewältigung der Situation zur Verfügung (vgl. Bengel J. et al. 2001: 30).

Im zweiten Hauptwerk von Antonovsky kommt es zu einer Neudefinition, aus welcher zu erkennen ist, dass es sich beim Kohärenzgefühl um eine Grundhaltung handelt,

„...eine globale Orientierung, die ausdrückt, in welchem Ausmaß man ein durchdringendes, andauerndes und dennoch dynamisches Gefühl des Vertrauens hat, daß

1. die Stimuli, die sich im Verkauf des lebens aus der inneren und äußeren Umgebung ergeben, strukturiert, vorhersehbar und erklärbar sind;

2. einen die Ressourcen zur Verfügung stehen, um den Anforderungen, die diese Stimuli stellen, zu begegnen;

3. diese Anforderungen Herausforderungen sind, die Anstrengung und Engagement lohnen." (Antonovsky A. 1997: 36).

Diese zentrale Definition beinhaltet ziemlich exakt die drei Komponenten des SOC: Verstehbarkeit, Handhabbarkeit und Bedeutsamkeit/Sinnhaftigkeit, welche im Folgenden dargestellt werden sollen. (siehe Abb. 6)

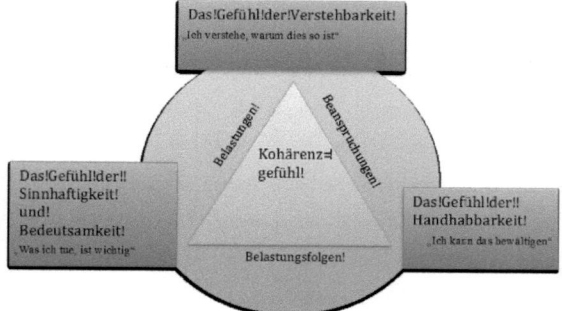

Abb. 6 Darstellung der Wechselwirkungen zwischen Widerstandsressourcen und

Kohärenzgefühl (eigene Darstellung)

3.4.1 Verstehbarkeit

Sense of comprebensibility – Gefühl der Verstehbarkeit, es beschreibt die Fähigkeit von Menschen Reize, Stimuli ob bekannt oder unbekannt als geordnet, strukturierte und konsistente Informationen verarbeiten zu können (vgl. Bengel J. et al. 2001: 29). Ein hoher Grad an Verstehbarkeit bedeutet also das einwirkende Reize, eingeordnet und erklärt werden können auch, wenn diese überraschend oder negativer Natur sind (vgl. Antonovsky A. 1997: 35).

3.4.2 Handhabbarkeit

Sense of manageability – Gefühl der Handhabbarkeit, meint die innere Überzeugung, dass auftretende Schwierigkeiten lösbar sind. Der Mensch hat ein hohes Maß an Vertrauen, geeignete Ressourcen zur Verfügung zu haben oder gegebenenfalls Unterstützung durch Andere zu erhalten, um den Anforderungen angemessen zu begegnen (vgl. Antonovsky A. 1997: 35).

3.4.3 Bedeutsamkeit/Sinnhaftigkeit

Sense of Meaningfulness – Gefühl der Bedeutsamkeit bzw. Sinnhaftigkeit versteht sich als das Ausmaß, in dem man das Leben als emotional sinnvoll empfindet und in dem man Anforderungen und Problemen zuspricht. Es lohnt sich also, dass man sich für die Probleme und Anforderungen einsetzt und dadurch eher die Herausforderungen als die Belastungen sieht. Von Antonovsky

wird diese motivationale Komponente als die wichtigste angesehen, da sich ohne positive Erwartungen an das Leben und ohne Erfahrung der Sinnhaftigkeit kein hoher Wert des gesamten SOC ergibt (vgl. Antonovsky A. 1997: 35).

Es bedeutet nicht, dass jemand über einen hohen Wert an Sinnhaftigkeit verfügt, sich also über schwere Schicksalsschläge freuen kann, vielmehr wird er nicht daran zerbrechen, sondern diese als Herausforderung annehmen. Erfahrungen spielen also die tragende Rolle bei der Ausprägung von Bedeutsamkeit/Sinnhaftigkeit, die Welt und das Leben in seinem Lauf zu beeinflussen und aktiv an der Gestaltung mitwirken zu können. Man spricht hier von der Erfahrung durch Partizipation (vgl. Franke A. 2006: 176).

3.5 Überblick über das salutogenetische Gesamtmodell

Bisher wurden die wichtigsten Teile des salutogenetischen Modells vorgestellt und beschrieben, ebenfalls wurden Teilzusammenhänge angedeutet. Um die Komplexität des Modells aufzubrechen, sollen anhand der Abb. 7 und der nachfolgenden Ausführungen, die Gesamtzusammenhänge verdeutlicht werden.

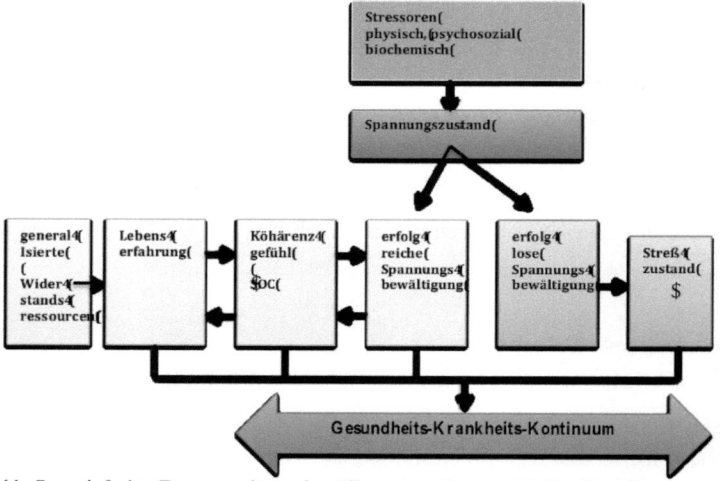

Abb. 7 vereinfachte Zusammenhangsdarstellung des salutogenetischen Modells
von Antonovsky angelehnt an eine Darstellung von Becker 1982 aus Waller S. 25
(eigene Darstellung)

Das Kohärenzgefühl stellt die zentrale Ebene dar, welche die entscheidenden Weichen in Richtung Entropie oder negativer Entropie gestellt werden. „Ich schlug vor, ... daß es das SOC ist, das dieses Schlachtfeld von Kräften dirigiert und Ordnung oder Unordnung fördert." (Antonovsky A. 1997: 150)

Konsistente Lebenserfahrungen sind also Voraussetzung für ein ausgeprägtes Kohärenzgefühl, welche sich im Regelfall dann herausbilden, wenn möglichst umfassende generalisierte Widerstandsressourcen existieren. Die Ausbildung und das Vorhandensein der Widerstandsressourcen wiederum, hängt davon ab, vor welchem historischen und soziokulturellen Kontext wir agieren. Ein ausgeprägtes Kohärenzgefühl lässt den Menschen also flexibel in der jeweiligen Situation mit Stressoren durch die vorhandenen Widerstandsressourcen umgehen, während ein niedrig ausgeprägtes SOC durch eine eingeschränkte Auswahl an Widerstandsressourcen eher ein unflexibles und starres Verhalten erwarten lässt. Kohärenzgefühl und Widerstandsressourcen stehen also in einer wechselseitigen Beziehung zueinander, so dass je mehr Widerstandsressourcen vorhanden sind, desto ausgeprägter ist das Kohärenzgefühl und je stärker das Kohärenzgefühl, desto besser können Widerstandsressourcen eingesetzt und aufgebaut werden (vgl. Antonovsky A. 1997: 130f).

Zusammenfassend beschreibt das Konzept der Salutogenese das Kontinuum von Gesundheit und Krankheit, in welchem das Individuum auf Grund seiner Lebenserfahrungen, welche er im Rahmen seines soziokulturellen und historischen Kontextes gemacht hat, eine bestimmte Anzahl an Widerstandsressourcen erwirbt, mit deren Hilfe sich das Kohärenzgefühl ausprägt und welches wechselseitig wieder Einfluss auf die Widerstandsressourcen nimmt.

4 Bewertung des salutogenetischen Modells

Im folgenden Kapitel sollen die Stärken, aber auch Schwächen des salutogenetische Modell beleuchtet werden. Zum Verständnis und der Rekapitulation des bisherigen Textes, siehe Abb. 7. Hier werden nochmals die grundlegenden Annahmen beider Modelle tabellarisch gegenüber gestellt.

Grundlegende Annahmen des pathogenetischen und salutogenetischen Modells		
Annahme in Bezug auf	**Pathogenetisches Modell**	**Salutogenetisches Modell**
Selbstregulierung des Systems	Homöostase	Überwindung der Hetero-stase*
Gesundheits- und Krankheitsbegriff	Dichotomie	Kontinuum
Reichweite des Krankheitsbegriffs	Pathologie der Krankheit, reduktionistisch	Geschichte des Kranken und seines Krank-Seins, ganzheit-lich
Gesundheits- und Krankheitsursachen	Risikofaktoren, negative Stressoren	„Heilsame" Ressourcen, Kohärenzsinn
Wirkung von Stressoren	Potenziell krankheitsfördernd	Krankheits- und gesundheits-fördernd
Intervention	Einsatz wirksamer Heilmittel („Magic bullets", „Wunderwaffen")	Aktive Anpassung, Risiko-reduktion und Ressourcenentwicklung
* Heterostase: Ungleichgewicht, fehlende Stabilität, Gegenteil von Homöostase		

Abb. 8 Grundlegende Annahmen des patogenetischen und salutogenetischen

Modells – Quelle: BZgA, Band 6, 2001: 35.

4.1 Stärken des Modells

Zu einem überwiegenden Teil bewertet die Fachliteratur das salutogenetische Modell von Antonovsky positiv. Im Vorwort zur deutschen Herausgabe schreibt Franke über Antonovsky und sein Modell: „... [Antonovsky] hat uns auf jeden Fall ein Kernkonzept hinterlassen, das es wert ist, weiter ausdifferenziert und erforscht zu werden" (Franke 1997: 11).

Hurrelmann attestiert: „Einen für die interdisziplinäre Theorie und Forschung stimulierenden und teilweise auch provozierenden Beitrag stellt das Modell von Antonovsky auf jeden Fall dar." (Hurrelmann K. 1988: 135). Das Modell spricht in allen wissenschaftlichen Disziplinen, gesundheitsrelevante Fragen an und ist deshalb von großer Integrationskraft (vgl. Hurrelmann K. 1988: 135).

Von Becker werden vor allem, die explizite Verwendung eines Kontinuums von Gesundheit und Krankheit, das Aufzählen verschiedener Indikatoren für den Schweregrad des Krankseins, sowie den umfassenden Charakter der einbezogenen Variablen, die dem Ansatz einen hohen Integrationsgrad verleihen, zu den Stärken des Modells gerechnet (vgl. Becker P. 1992: 97).

In einer durch die Bundeszentrale für gesundheitliche Aufklärung in Auftrag gegebene Expertise, haben sich Bengel, Strittmatter und Willmann intensiv mit Antonovskys Modell befasst und geben an, dass das Modell der Salutogenese, als die erste und am weitesten entwickelte Theorie zur Erklärung von Gesundheit bezeichnet werden kann. Es bietet sich als Orientierungsrahmen an und besitzt einen hohen Integrationswert (vgl. Bengel J. et al 2001: 89).

Wie die deutsche Fachliteratur belegt, liegen die Stärken des salutogenetischen Konzeptes, vor allem in der Idee selbst, aber gleichfalls in der Berücksichtigung der vielen Variablen auf psychologischer, sozialer, biochemischer, kognitiver und emotionaler Ebene..

4.2 Schwächen des Modells

Aber Stärken bergen auch immer Schwächen in sich. So merkt Hurrelmann kritisch an, dass gerade in der großen Komplexität die Schwäche des Modells liegt (vgl. Hurrelmann K. 1988: 135). Diese Komplexität bereitet dadurch Schwierigkeiten, dass viele Annahmen dadurch einer empirische Überprüfung nur schwer zugänglich werden (vgl. Bengel J. et al. 2001: 89).

Gerade der durch Antonovsky in den Vordergrund gestellte Einfluss des Kohärenzgefühls auf die körperliche Gesundheit, ist mit den bisher vorliegenden Studien nicht belegbar, wohingegen der Zusammenhang zwischen SOC und psychischer Gesundheit tatsächlich belegbar ist, jedoch keine Rolle bei seinen Überlegungen spielen (vgl. Bengel J. et al. 2001: 92).

Die geringe Analyse der Wechselwirkung zwischen körperlicher und psychischer Gesundheit ist ein weiterer Kritikpunkt. Es werden zwar Zusammenhänge beschrieben, jedoch die Integration des seelischen Wohlbefindens im Modell von Antonovsky abgelehnt, wodurch er selbst eine Dichotomie aufbaut, welche er im Bezug auf die Pathogenese kritisiert (vgl. Bengel J. et al. 2001: 90).

Inhaltlich ähnliche Kritikpunkte formuliert auch Becker und kritisiert zusätzlich, die ausschließliche Verwendung negativer Indikatoren für einen positiven Gesundheitszustand, sowie die nur skizzenhafte Ausarbeitung der Bindeglieder

und vermittelnden Mechanismen zwischen Kohärenzsinn und Gesundheit-Krankheit (vgl. Becker P. 1992: 97).

Badura greift die zu starke Fokussierung auf das kognitive Element auf:
> „Dieses Kohärenzkonzept scheint mir zu sehr kognitiv orientiert. Zudem vermisse ich als Soziologe bei Antonovsky die Herleitung dieser subjektiven Kompetenzen aus objektiven Gegebenheiten der Sozialstruktur." (Badura B. 1992: 48).

Franke bringt die bisher genannte Kritik auf den Punkt, indem sie im Vorwort zur deutschen Herausgabe schreibt: „ Antonovskys Modell ist nicht fertig; es beinhaltet Unklares, Widersprüchliches und manches scheint nicht zu Ende gedacht." (Franke A. 1997: 11).

5 Prävention und Rehabilitation

Die drei großen Elemente des Gesundheitssystems sind die Prävention, Kuration und die Rehabilitation. Die Kuration ist der größte und bedeutendste Teilbereich. Jedoch bekommen aufgrund vieler Faktoren, wie unter 2.2 beschrieben, Die Prävention und Rehabilitation einen immer höheren Stellenwert. Aus diesem Grund wird sich im folgenden auf diese beiden Elemente konzentriert. Sie bedingen sich gegenseitig und sind kaum getrennt voneinander zu betrachten.

5.1 Definition Prävention

In der Geschichte der Medizin, ist es schon immer die Absicht Krankheiten zu verhüten. Selbst der Volksmund scheint zu wissen: Vorbeugung ist die beste Medizin.

Das Wort Prävention entstammt dem lateinischen *praevenire* (vgl. Reader` Digest 2006: 381)und bedeutet zuvorkommen, verhüten. Es bezeichnet vorbeugende Maßnahmen zur Vermeidung unerwünschter Ereignisse und Entwicklungen. Die Prävention wird in drei verschiedene Eingriffsebenen eingeteilt, welche sich im

Intervenierungszeitpunkt, der Zielgruppe und Zielsetzung unterscheiden. Mit primärer Prävention ist das Verhalten gemeint, welches Krankheiten durch Reduktion von Risikofaktoren verhindert. Von sekundärer Prävention spricht man

in einem Frühstadium einer Erkrankung (Beispiel: Raucherentwöhnung bei einer bereits aufgetretenen Krebserkrankung), hier geht es um die Früherkennung bzw. Verhinderung der Progredienz. Die tertiäre Prävention dient dem Verhindern einer Verschlechterung von Krankheiten oder auch dem Entstehen von Komplikationen. Zur tertiären Präventionen gehören auch die Rehabilitationsmaßnahmen, woran man erkennen kann, wie nah Prävention und Rehabilitation beieinander sind (vgl. Waller H. [o.Jg.]: 5).

Vor allem zwischen dem Begriff der Salutogenese und der tertiären Prävention gibt es Berührungen. Die tertiäre Prävention und auch die Rehabilitation, versucht den noch gesunden, noch funktionierenden Teil des Patienten zu fördern.

5.2 Definition Rehabilitation

Rehabilitation stammt aus dem lateinischem *rehabilitatio* (vgl. Reader` Digest 2006: 408) und bedeutet Wiederherstellung. Unter Rehabilitation versteht man in der Medizin die Widerherstellung der physischen und psychischen Fähigkeiten im Anschluss an eine Erkrankung. Das Sekundärziel wie die Wiedereingliederung zur Teilhabe soll am Sozialleben und Arbeitsleben soll hier nur erwähnt aber nicht weiter ausgeführt werden (vgl. SGB IX 2001: 1068).

Im Juli 2001 ist das SGB IX in Kraft getreten. Es trägt den Titel: Rehabilitation und Teilhabe behinderter Menschen. Es stellt die gesetzliche Grundlage dar, mit der ein Anspruch, die Durchführung und die Zielrichtung festgeschrieben werden. Im Wortlaut des SGB IX wird der salutogenetische Ansatz auf eine pragmatische Ebene reduziert. Der Begriff Salutogenese wird nicht gebraucht, jedoch muss darauf hingewiesen werden, dass durch das SGB IX salutogenetisches Potential in die Rehabilitation gelangt ist. Da gerade in der Rehabilitation mit Ressourcen gearbeitet wird, fordern diese eine besondere Berücksichtigung von positiven Kontextfaktoren. Sie entsprechen in vielen Punkten Antonovskys Suche nach gesunderhaltenden Faktoren.

5.3 Stellenwert des salutogenetischen Konzeptes für die Prävention und Rehabilitation

Hauptthese Antonovskys ist, dass der entscheidende Faktor zur erfolgreichen Bewältigung von Anforderungen und Stressoren und damit dem Erhalt der Gesundheit, ein stark ausgeprägtes Kohärenzgefühl ist (vgl. Antonovsky A. 1997: 33). Die Entwicklung des SOC ist mit dem Erwachsenenalter abgeschlossen. Es lässt sich nur durch einschneidende Ereignisse kurzfristig und geringfügig verändern. Antonovsky äußert sich wenig über Möglichkeiten, durch zielgerichtete, geplante Maßnahmen und Interventionen den SOC zu verändern. Er weißt jedoch darauf hin, dass bereits geringe und kurzfristige Veränderungen bedeutsam sein können. Es ist also wichtig, Menschen in kritischen Lebenslagen so zu begegnen und sie zu begleiten, dass ihr SOC- Wert nicht kurzfristig absinkt (Antonovsky A. 1997: 105f).

Trotz der pessimistischen Ausführungen Antonovskys, hat das Modell der Salutogenese eine wichtige Bedeutung für das Anwendungsfeld der Prävention und Rehabilitation (vgl. Bengel J. et al. 2001: 70). Da Prävention und Rehabilitation zwar enge Bezugspunkte haben und sich Schnittmengen teilen, ist der Stellenwert des salutogenetischen Modells doch unterschiedlich anzusehen. Aus diesem Grund wird dieser für die Prävention und Rehabilitation getrennt betrachtet.

Für das Anwendungsfeld der Prävention, dient das Modell der Salutogenese,

> „...als Metatheorie für das Arbeitsfeld, als Legitimation für konzeptuelle Überlegungen und für konkrete Maßnahmenplanung. Die häufig theoriearm und aktivistisch aneinandergereihten, präventiven Aktivitäten bekommen eine Rahmentheorie, die ressourcenorientierte, kompetenzsteigernde und unspezifische Präventionsmaßnahmen stützt. Das Modell unterstützt eine kritische Sicht der bisherigen gesundheitserzieherischen Präventionsbemühungen und nimmt die Kritik

am Risikofaktorenmodell auf. (Bengel et al. 2001: 70).

Entscheidend ist hier, dass das Modell den Aspekten der Abschreckung des Risikofaktorenmodells ein positives Konzept entgegen setzt. Der Wechsel von den Risikofaktoren zu den Prodektivfaktoren, entspricht einem modernen

Gesundheitsbegriff, welcher die soziale und psychische Dimension gleichbedeutend neben die, der körperlichen Dimension stellt (vgl. Bengel et al. 2001: 71).

Aus den Grundannahmen von Antonovsky leitet sich die Forderung ab, mit der Prävention gerade bei Kindern und Jugendlichen zu beginnen. Im Sinne des salutogenetischen Modells sollen Kinder und Jugendliche wiederholt konsistente Erfahrungen machen. Prävention muss hier auch eine Balance zwischen Über- und Unterforderung herstellen. Ein pessimistisches Bild zeichnet Antonovsky für Bemühungen der Prävention bei Erwachsenen. Dies leitet sich aus seiner Annahme eines stabilen Kohärenzgefühls im Erwachsenenalter ab. Die Frage der Stabilität des Kohärenzgefühls im Erwachsenenalter ist jedoch empirisch noch nicht ausreichend beantwortet (vgl. Bengel J. et al. 2001: 94).

„Der motivationale und argumentative Nutzen des salutogenetischen Konzepts für die Planung, Durchsetzung und Durchführung von z.B. kompetenz- verbessernden Angeboten für Vorschulkinder, aber auch für die gesamte Gesundheitsförderung und Prävention, kann nur erahnt werden." (Bengel J. et al. 2001: 95).

Die Stärke des Rehabilitationssystems, liegt in der Verknüpfung von somatischen, funktionellen, beruflichen und psychosozialen Maßnahmen. Gerade in diesen Merkmalen scheinen günstige Voraussetzungen für eine Übernahme salutogenetischer Prinzipien zu bestehen. Daraus abgeleitete therapeutische Strategien besitzen in der medizinischen Rehabilitation jedoch nur eine geringe Bedeutung. Ausnahmen bilden die psychosomatische Rehabilitation, die Gesundheitserziehung. die Gesundheitsförderung in der Rehabilitation und die Rehabilitation von Krebskranken. Auch in der medizinischen Rehabilitation spielen die Maßnahmen der Gesundheitsförderung, der Gesundheitsbildung und

Cott Andreas

der Gesundheitserziehung eine besondere Rolle und präventive Maßnahmen sind als gleichwertige, übergreifende Behandlungsdimensionen anerkannt (vgl. Bengel J. et al. 2001: 78).

Zusammenfassend kann gesagt werden, dass in der medizinischen Rehabilitation das salutogenetische Konzept nur im Rahmen der Gesundheitsförderung eine

gewisse Bedeutung erhält. Es finden jedoch zunehmend ressourcenorientierte Ansätze Beachtung und der Ansatz der Gesundheitsförderung wird für den Bereich der Rehabilitation eingefordert und umgesetzt (vgl. Bengel J. et al. 2001: 95).

„Die Etablierung und Erforschung des Konstrukts Kohärenzgefühl als Zielgröße von therapeutischen und präventiven Maßnahmen ist nicht in ausreichendem Maß erfolgt. Aus wissenschaftlicher Sicht ist fraglich, ob sich dieses Konstrukt durchsetzen können wird. Das Interesse an Antonovskys salutogenetischem Modell erklärt sich aus der Kritik an der aktuellen Forschung, aus der Kritik an der rein pathogenetischen Perspektive und aus dem Bedürfnis nach einer handlungsleitenden Theorie, insbesondere für die Gesundheitsförderung und Prävention" (Bengel J. et al. 2001: 96).

6 Fazit

Die systematische Auseinandersetzung mit dem Modell der Salutogenese von Antonovsky führt dazu, zunehmend mehr sympathische Aspekte zu entdecken. In Ihnen findet man eigene Vorstellungen wieder, was sicher an einer neuen, anderen Sichtweise liegt. Abschließend wird noch einmal auf die Ausgangsfrage eingegangen: „Welchen möglichen Stellenwert und Nutzung hat das Modell der Salutogenese von Aaron Antonovsky für die Prävention und Rehabilitation?". Eine Frage, welche nicht pauschal mit ja oder nein zu beantworten ist. In seinem Konzept beschreibt Antonovsky wie Menschen auf Stressoren reagieren und versuchen diese erfolgreich zu bewältigen. Das Kohärenzgefühl beschreibt die Grundeinstellung des Menschen zum Leben, um Herausforderungen immer wieder aufs neue zu begegnen. Gerade die Größe des salutogenetischen

Konzeptes ist hier ihr Schwachpunkt. Aufgrund der Vielfalt und Komplexität, stellt man fest, je enger der Einsatz an die Praxisebene rückt, umso schwieriger wird die praktische Umsetzung. Hierin besteht die Gefahr das Präventions- und Rehabilitationsprogramme unter dem Aspekt der Salutogenese angeboten werden, allerdings eine durchdringende Auseinandersetzung mit dem Konzept fehlt und demzufolge auch eine Neuausrichtung.

Zu einem Paradikmenwechsel wird es meiner Meinung nach, in den Bereichen der Prävention und Rehabilitation nicht kommen, auch wenn es viele Berührungspunkte zwischen der Salutogenese und der tertiären Prävention im Rahmen der Rehabilitation bestehen. Dies findet sich schon heute in der täglichen Praxis. Hier vor allem in der Aktivierung des Patienten, welcher nicht nur vorgeschriebene Therapien befolgen soll (Compliance), sondern auch Verantwortung für seine Krankheit und Gesundung übernimmt und selbst mitbestimmen soll, welche Rehabilitation die beste und geeignetste für ihn ist (Empowerment). Ablösen wird die Salutogenese die pathogenetische Perspektive nicht, sie sollte jedoch als Ergänzung verstanden werden. Ein einseitiges und ausschließlich auf Risikofaktoren konzentriertes Gesundheitssystem entspricht nicht mehr dem Zeitgeist und dem was gesellschaftlich tragbar ist.

Trotz allem bin ich überzeugt, dass wir uns bereits in einem Wandel der Gesundheitslandschaft befinden. Weg von rein pathogenen Modellen, hin zu einer Mischung aus verschiedenen Gesundheits- und Krankheitsmodellen. Und gerade in den beiden Bereichen der Prävention und Rehabilitation wird sich dieser bemerkbar machen. Fungieren sie doch als Bindeglied zur Kuration, welche durch jede Änderung in den beiden Bereichen beeinflusst wird. Bleiben Menschen aufgrund besserer Prävention länger gesund, bedarf es weniger Kuration. Weniger Progredienz aufgrund guter Rehabilitation bedeutet weniger Kuration. Vor allem bei steigendem Kostendruck auf Leistungserbringer und Kostenträger wird klar, dass eine weitere Beschränkung auf immer teurer werdende biomedizinische Behandlung, für ein Gesundheitssystem wie dem unseren, nicht länger tragbar ist.

Cott Andreas

Es wird spannend in den nächsten Jahren zu beobachten, welches Konzept sich durchsetzt. Ich bin der Überzeugung es wird in Richtung der Salutogenese gehen, mit Elementen anderer Gesundheitsmodelle wie dem biopsychosozialen Modell oder einer Ressourcenorientierten Erweiterung des Salutogeness-Modells. Für eine weitreichendere Bedeutung, bedarf es weiterer fundierter empirischer Überprüfung sowie der Weiterentwicklung des Salutogenese-Modells.

Quellenverzeichnis

Antonovsky A. (1997): Salutogenese – Zur Entmystifizierung der Gesundheit. Dt. erw. Herausgabe von Alexa Franke. 1. Aufl., Tübingen: dgvt-Verlag

Bengel J., Strittmatter R., Willmann H. (2001): Was erhält Menschen gesund? Antonovskys Modell der Salutogenese – Diskussionsstand und Stellenwert. Forschung und Praxis der Gesundheitsförderung Band 6, erw. Neuauflage., Köln: BZgA

Becker B. (1992): Die Bedeutung integrativer Modelle von Gesundheit und Krankheit für die Prävention und Gesundheitsförderung – Anforderungen an allgemeine Modelle von Gesundheit und Krankheit. In: Paulus P. (Hrsg..): Prävention und Gesundheitsförderung – Perspektiven für die psychosoziale Praxis. 1. Aufl., Köln: GwG

Badura B. (1992): Gesundheitsförderung und Prävention aus soziologischer Sicht. In:Paulus P. (Hrsg.): Prävention und Gesundheitsförderung – Perspektiven für die psychosoziologische Praxis. 1. Aufl., Köln: GwG

Franke A. (2006): Modelle von Gesundheit und Krankheit. 3. überarbeitete Aufl. 2012. Bern: Verlag Hans Huber

Höfer R. (2000): Jugend, Gesundheit und Identität. Studien zum Kohärenzgefühl.

Cott Andreas

1. Aufl., Opladen: Leske und Budrich Verlag

Hohl P. (2001): Sei froh, wenn`s schwierig ist... . 1. Aufl., Gau-Algesheim: Secu-Media

Hurrelmann K. (1988): Sozialisation und Gesundheit – Somatische, psychische und soziale Risikofaktoren im Lebenslauf. 1. Aufl., Weinheim; München: Juventa-Verlag

Lorenz R. (2004): Salutogenese. Grundwissen für Psychologen, Mediziner, Gesundheits- und Pflegewissenschaftler. 2. Aufl., München: Reinhardt

Lamprecht F., Sack M. (1997): Kohärenzgefühl und Salutogenese – Eine Einführung. In: Lamprecht F., Johnen R. (Hrsg): Salutogenese – Ein neues Konzept in der Psychosomatik? 3.überarbeitete Aufl. Frankfurt a. Main: VAS

Mertens G. (2008): Balancen, Pädagogik und das Streben nach Glück. 2. Aufl., Paderborn: Schöningh Verlag

Reader`s Digest (2006): Fremdsprachliche Begriffe verstehen und richtig anwenden. 1. Aufl., München: Derlag Das Beste GmbH

Schaefer G. (1998): Balanceakt Gesundheit. Die Kunst, richtig zu leben. 1. Aufl., Darmstadt: Primus Verlag

SGB IX (2001): Das gesamte Sozialgesetzbuch SGB I bis SGB XII. 12. Aufl. 2011. Regensburg: Walhalla Fachverlag

Waller H. (2010): Gesundheitswissenschaft. Studienbrief 1: Einführung und Gesundheitskonzepte im Überblick. 2. Aufl., Hamburg: Hamburger Fernhochschule

Cott Andreas

Waller H. (o.Jg.): Gesundheitswissenschaft. Studienbrief 7: Handlungsmethoden (2) – Prävention. 1. Aufl., Hamburg: Hamburger Fernhochschule

Online im Internet: „URL:http://www.sgw.hs-magdeburg.de/eumahp/pdf/Doku-menteGefoe.pdf" [Stand 03.02.2014]".